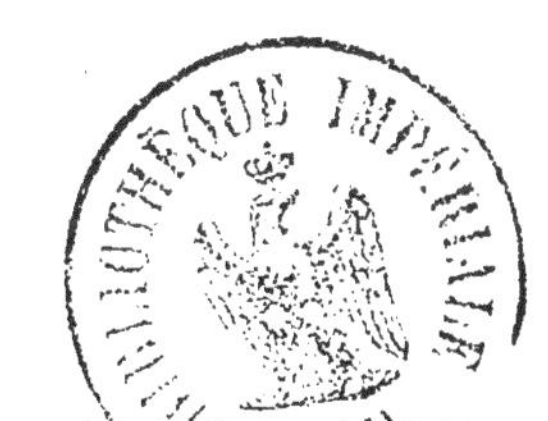

DES MALADIES AIGUES

DES ARTICULATIONS

AVEC PRODUCTION DE PUS, SIMULANT LE RHUMATISME.

Publications de l'**Union Médicale**, des 14 et 19 Octobre 1854.

DES MALADIES AIGUES

DES ARTICULATIONS

AVEC PRODUCTION DE PUS, SIMULANT LE RHUMATISME.

PAR J^h DELIOUX,

Médecin en chef de la Marine, à Cherbourg.

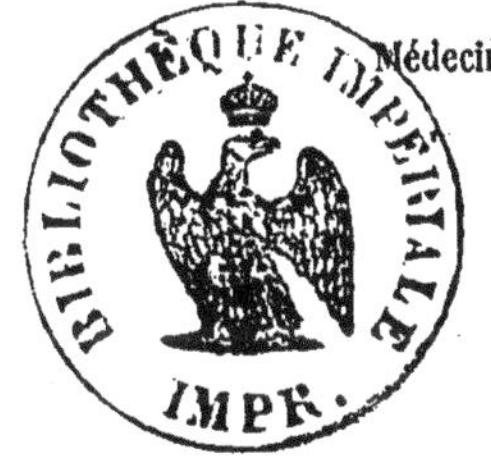

L'Union Médicale du 6 septembre 1853 a publié une observation très intéressante sur *une affection aiguë des articulations, terminée par suppuration, avec lésion profonde des cartilages de l'articulation fémoro-tibiale droite;* affection qui a entraîné la mort rapide du sujet. Cette observation, présentée par M. Caron, à la Société médicale des hôpitaux, a dû frapper l'attention des praticiens, et la mienne s'y est d'autant plus arrêtée que deux cas, offrant de grandes analogies avec celui relaté par M. Caron, venaient de se produire récemment dans ma clinique. Ils m'avaient immédiatement semblé dignes d'un haut intérêt, et j'en tenais l'observation en réserve, pensant que si j'étais appelé ultérieurement à constater de nouveaux exemples de cette maladie singulière, il me serait peut-être possible d'en mieux apprécier la nature et de spécifier un mode de traitement capable d'en conjurer la redoutable gravité. Ces *cas rares* pouvant longtemps encore tarder à se représenter, je ne crois pas devoir, surtout après la publication précitée, et une autre plus récente de M. le docteur Archambault, différer davantage à faire connaître ceux que j'ai observés.

Ces deux observations serviront de point de départ à des considérations sur les maladies aiguës des articulations, avec production de pus, qui simulent plus ou moins le rhumatisme, mais qui me paraissent en devoir être distinguées.

OBSERVATION I. — Laurent, âgé de 25 ans, né à Paris, soldat au régiment d'artillerie de marine, entre à l'hôpital de Cherbourg le soir du 18 Décembre 1851. Il y a vingt jours environ, cet homme a fait une chute sur la tête, et il en est résulté une plaie dont il porte la cicatrice. Depuis cette époque il a éprouvé une céphalalgie continuelle, localisée, surtout à l'endroit contus dans la chute. Il y a six jours, à la suite d'un excès de boissons alcooliques dont il abuse quelquefois, il a ressenti des douleurs vives aux articulations scapulo-humérale, radio-carpienne et coxo-fémorale du côté gauche ; ces douleurs sont continuelles et s'exaspèrent par le mouvement. Chaleur générale à la peau avec moiteur ; céphalalgie intense ; pouls plein à 118 ; langue légèrement blanchâtre ; soif vive, mauvais goût dans la bouche ; pas d'envie de vomir ; pas de selles depuis trois jours.

Diète. Orge sucrée ; une bouteille d'eau de Sedlitz.

19 décembre. Pas de changement notable ; le purgatif n'a amené que peu d'évacuations alvines.

Eau gommée ; une saignée de 500 grammes ; frictions de pommade belladonée sur les articulations endolories.

Quatre heures du soir. Depuis la saignée, le malade se trouve mieux ; la céphalalgie est moins intense ; la face est colorée, la peau chaude, le pouls fréquent et développé ; deux selles depuis le matin et un vomissement.

20. 116 pulsations ; les trois articulations précitées sont gonflées et très douloureuses ; très léger bruit de souffle au premier bruit du cœur.

Diète; deux litres de tisane contenant chacun 6 grammes d'azotate de potasse ; saignée de 500 grammes.

Quatre heures du soir. Même fréquence du pouls ; face colorée ; toujours de la céphalalgie ; l'articulation du poignet est très douloureuse ; les deux autres le sont un peu moins que le matin.

Saignée de 300 grammes.

21. Pouls à 108, moins développé que la veille ; insomnie et sueur pendant la nuit ; peau sèche ce matin. L'articulation du poignet est toujours aussi douloureuse ; même bruit au cœur. Les saignées, dont le caillot a toujours présenté une couenne fibrineuse, ont affaibli le malade ; il est pâle ; une selle hier au soir ; soif vive.

Diète ; 30 grammes d'azotate de potasse répartis en trois litres de tisane ; douze sangsues autour du poignet ; frictions belladonées.

Quatre heures du soir. Pouls fréquent, plus développé que le matin ; le malade souffre moins des articulations, même de celle du poignet ; pas de céphalalgie ; respiration facile ; soif vive ; une selle dans la matinée.

22. Pouls à 112 ; délire pendant la nuit ; peau sèche ; les deux articulations du membre supérieur très douloureuses ; exacerbation de tous les symptômes.

Diète ; tisane nitrée *ut suprà ;* potion avec 10 centigrammes d'extrait de belladone ; frictions belladonées ; une nouvelle saignée est prescrite, avec recommandation de ménager les forces du malade.

Quatre heures du soir. Le malade n'a pu supporter la saignée au-delà de 200 grammes de sang. Même état du pouls ; les articulations sont moins douloureuses; pas de selles. On prescrit un lavement miellé.

23. Pas d'amélioration ; peu de sommeil ; agitation et délire pendant la nuit ; gonflement considérable autour du poignet.

Bouillon ; 36 grammes d'azotate de potasse en trois litres de tisane ; potion avec 20 centigrammes d'extrait de belladone ; frictions belladonées ; douze sangsues autour du poignet.

Quatre heures du soir. Beaucoup d'agitation et de délire pendant la journée ; le soir, le pouls est très fréquent, petit, facile à déprimer ; la peau tend à se refroidir, se couvre d'un peu de sueur visqueuse ; la respiration est courte, accélérée, assez facile cependant ; la face pâlit ; le malade est abattu ; ses idées s'obscurcissent ; il se plaint par momens.

On promène des cataplasmes sinapisés sur les membres inférieurs ; plusieurs ventouses sèches sont appliquées sur la région précordiale.

Laurent expire le 24 décembre, à six heures du matin.

Autopsie vingt-sept heures après la mort.

L'arachnoïde est épaissie, surtout à sa partie supérieure, et injectée de sang ; rien d'anormal dans le cerveau ; pas d'excès de sérosité dans les ventricules.

Tous les organes des cavités thoracique et abdominale ne présentent aucune lésion.

L'articulation du poignet gauche est le siége d'une tuméfaction considérable ; l'incision des tégumens met à découvert un vaste foyer purulent situé sous l'aponévrose, en avant et en dehors de cette articulation ; le pus pénètre dans l'articulation radio-carpienne, fuse dans plusieurs gaînes tendineuses, surtout dans celles des fléchisseurs, et arrive jusqu'à la limite du tiers inférieur de l'avant-bras. On n'a noté aucune altération des os ni des cartilages. On ne trouve aucune lésion, aucune trace de pus dans les autres articulations, qui avaient été envahies par le gonflement et la douleur.

Cette maladie fut caractérisée : *rhumatisme articulaire aigu ;* et l'ensemble des symptômes justifiait ce diagnostic ; rien n'y manquait : fièvre, fluxion douloureuse des articulations, insomnie, souffle cardiaque, moiteur de la peau, surfibrination du sang ; rien n'y manquait, dis-je, hors une chose, cependant, savoir : la mobilité de la fluxion articulaire ; et c'était, dans l'espèce, une chose fort importante, car ce défaut de mobilité qui, au bout de peu de temps, frappa mon attention, me donna à penser que je n'avais point affaire à la forme ordinaire du rhumatisme articulaire aigu. Dans mon esprit, la fixité de la fluxion constituait un élément nouveau, spécial, qui aggravait singulièrement le pronostic. Mais je ne soupçonnais point que dans les articulations envahies, le désordre dût aller jusqu'à la terminaison par suppuration. Le traitement fut aussi énergique que possible ; les saignées coup sur coup, combinées avec le nitre à hautes doses, la belladone *intùs et extrà,* venant en aide, auraient dû juguler et conduire à bien la maladie. Si la médication démontre souvent, je ne dis pas toujours, la nature des maladies, celle-ci était autre chose que ce que nous sommes familiarisés à prendre et à traiter pour un rhumatisme articulaire aigu.

En outre de la fixité du mal, deux autres élémens pouvaient peut-être mettre sur la voie d'un meilleur diagnostic : 1o un embarras gastrique, lequel peut sans doute coïncider avec un rhumatisme, mais non d'une manière très fréquente; tandis qu'il accompagne presque toujours les maladies érysipélateuses et phlegmoneuses ; — 2o une méningite : des symptômes encéphaliques peuvent marcher de pair avec ceux du rhumatisme; mais quoique bien observé, c'est un fait très rare ; tandis qu'il se produit très habituellement sous l'influence d'une maladie plus foncièrement inflammatoire, tels que l'érysipèle et le phlegmon, et sous l'influence encore des résorptions purulentes que prépare et détermine l'érysipèle combiné au phlegmon, c'est-à-dire l'érysipèle phlegmoneux.

Or, donc de la constatation de ces deux élémens et de leur comparaison avec ceux sur lesquels se base l'appareil symptomatique le plus habituel du rhumatisme articulaire, nous arrivons à reconnaître que l'on aurait pu, que l'on aurait dû diagnostiquer ici, au lieu d'une irritation fluxionnaire, une inflammation phlegmoneuse. Peut-on objecter que la méningite, dans l'observation précédente, a été la conséquence d'une chute antérieurement faite sur la tête? La céphalalgie qui a persisté depuis cet accident autoriserait, jusqu'à un certain point, à voir là une cause occasionnelle; mais l'inflammation suppurative de l'articulation radio-carpienne peut du moins être invoquée rationnellement comme cause déterminante. Enfin, dans la chute que fit Laurent, n'y eut-il pas seulement contusion de la tête, mais aussi contusion du membre supérieur et de la hanche du côté gauche, et serait-ce au froissement des articulations qu'il faudrait rapporter les phénomènes inflammatoires qu'elles ont présentés? C'est possible; toutefois, ce n'est que douze jours après la chute qu'il a commencé à éprouver des douleurs articulaires; et il est tout aussi probable qu'elles aient été déterminées par un refroidissement subi pendant l'ivresse; les douleurs ont affecté d'abord l'apparence du rhumatisme; puis elles se sont fixées avec persistance au lieu de leur apparition; un travail pyogénique ne s'est manifesté qu'à une seule articulation; les autres seraient-elles devenues le siége d'un pareil travail si la maladie s'était prolongée? Il est impossible de le savoir, et acceptant les faits tels qu'ils se sont produits jusqu'au terme fatal, on est en droit de dire seulement que, dans le cas que nous examinons, il y a eu mélange des symptômes, tant locaux que généraux, du rhumatisme et de l'érysipèle phlegmoneux ou phlegmon diffus.

OBSERVATION II. — Frédéric, âgé de 18 ans, novice à bord du vaisseau l'*Austerlitz* en rade de Cherbourg, entre à l'hôpital le 27 juillet 1853, malade depuis deux jours. Sa maladie, sur l'étiologie de laquelle il ne peut fournir aucun renseignement, a débuté par un frisson, et depuis il a eu constamment de la céphalalgie. Aujourd'hui il se plaint surtout d'une douleur vive avec gonflement à la partie externe du poignet gauche; le pouls est à 75, régulier, sans développement exagéré; la température de la peau normale; la langue blanche et un peu sèche; la soif vive. Il y a eu, la nuit précédente, de nombreuses selles liquides; gargouillement dans la fosse iliaque droite sans douleur à la pression.

Prescription à la visite du soir : Diète, eau gommée, 12 sangsues autour du poignet, cataplasme laudanisé; un lavement émollient.

28, matin. La peau est très chaude, le pouls s'est accéléré; agitation et délire pendant la nuit; cinq ou six selles liquides; gonflement du poignet moindre; pas de toux ni d'oppression, rien d'anormal dans les bruits du cœur.

Eau gommée; cataplasmes au poignet et sur l'abdomen, demi-lavement émollient.

Quatre heures du soir. Moins de chaleur à la peau ; pouls accéléré, peu développé ; pas de céphalalgie ; abdomen un peu météorisé, indolore, crépitant dans la fosse iliaque droite ; langue rouge aux bords, blanche au centre, trois selles liquides depuis le matin.

29, matin. Même état que la veille au soir, même prescription.

Quatre heures du soir. Le gonflement du poignet a augmenté, affectant toujours le côté externe ; il remonte maintenant le long du radius et présente une fluctuation obscure ; en outre, l'articulation métacarpo-phalangienne de l'index s'est légèrement tuméfiée et est devenue douloureuse ; enfin, mêmes symptômes autour de la malléole externe de la jambe gauche. Deux selles liquides depuis le matin.

Onctions mercurielles sur tous les points gonflés et douloureux.

30, matin. Le gonflement s'est étendu à toute la main gauche, en même temps que la rougeur a un peu pâli, mais elle est très marquée sur l'articulation métacarpo-phalangienne de l'index et à la malléole ; une tache rouge se dessine au coude gauche entre l'olécrâne et la tubérosité externe de l'humérus ; pouls serré à 100.

Continuer les onctions mercurielles ; 60 centigrammes de calomel en quatre prises ; saignée de 300 grammes.

Quatre heures du soir. Même état des articulations, sauf au coude où la rougeur a diminué ; pouls double, à 120, plus développé que le matin ; une selle ; le caillot de la saignée est petit, recouvert d'une couenne épaisse, le sérum est abondant.

31, matin. Sommeil pendant la nuit ; le pouls est descendu à 100. Un peu moins de rougeur, de douleur et de tuméfaction dans les régions articulaires affectées ; fluctuation plus sensible au poignet près du radius. Une selle liquide.

Calomel, 0,60 ; onctions mercurielles.

Quatre heures du soir. Pouls à 112 ; sueur générale ; une incision profonde est pratiquée au côté externe de l'articulation radio-carpienne gauche ; elle ne donne issue qu'à un sang clair et séreux, sans trace de pus.

1er août. La fièvre persiste avec des alternatives variables pendant la journée ; sueur abondante ; une selle liquide ; la langue est couverte, depuis plusieurs jours, d'un enduit grisâtre. Le gonflement du poignet et de la main a un peu diminué. Il est survenu un peu de salivation.

Onctions avec la pommade mercurielle, mélangée d'un huitième d'extrait de belladone ; gargarisme alumineux ; deux pilules de vératrine de

5 milligrammes ; une saignée de 300 grammes donne un sang qui offre les mêmes caractères que la précédente.

2 août. Peau très chaude, pouls petit et fréquent, respiration courte, embarrassée, urines involontaires, prostration.

Trois pilules de vératrine ; onctions mercurielles belladonées.

Le malade expire à deux heures après-midi.

Autopsie trente heures après la mort.

L'examen du crâne et de l'abdomen ne dénote aucune lésion appréciable.

Dans la poitrine, adhérences pleurales anciennes ; mucosités purulentes dans les bronches et dans la trachée ; poumons sains.

Membres : 1° Gonflement considérable et infiltration œdémateuse du bras gauche ; abcès considérable à la partie inférieure du radius, ayant détruit le périoste et dénudé l'os, se prolongeant en haut jusqu'à 15 centimètres entre les deux couches de muscles fléchisseurs ; cet abcès contient, approximativement, 120 à 130 grammes d'un pus blanc, épais, inodore, offrant tous les caractères du pus phlegmoneux.

2° Petit abcès près de l'articulation métacarpo-phalangienne gauche, au dos de la main.

3° Au-dessus de la malléole externe gauche, troisième abcès, contenant, comme les autres, un pus phlegmoneux, remontant jusqu'au quart inférieur de la jambe et ayant rongé le périoste et dénudé le péroné dans l'espace d'environ 10 centimètres.

Tous ces abcès sont extérieurs aux articulations, et leur pus n'y pénètre pas ; les articulations ne présentent aucune trace d'inflammation.

Rien aux environs ni dans l'intérieur de l'articulation huméro-cubitale gauche.

Les veines, observées avec soin (ce que l'on avait omis de faire dans la première observation), ne contiennent point de pus et n'offrent aucune trace d'inflammation.

Nous trouvons, dans cette deuxième observation, quelques-uns des symptômes signalés dans la première : fièvre, délire, diaphorèse, embarras gastro-intestinal, et surtout fixité de la fluxion articulaire ; mais les symptômes cérébraux ont été moins durables et moins intenses, et rien d'anormal n'a été perçu dans les bruits du cœur. Par contre, les symptômes abdominaux ont été plus fortement exprimés; le météorisme, le gargouillement iléo-cœcal, la diarrhée persistante, le pouls double, semblaient révéler une complication typhoïde; et cependant le sang retiré de la veine a présenté un excès de fibrine qui ne permet pas de méconnaître que le fond de la maladie soit resté de nature inflammatoire.

Je n'ai pas hésité à reconnaître une complète similitude entre ce cas et le précédent. Éclairé par un premier insuccès, j'ai modifié la médication; j'ai moins insisté sur les émissions sanguines et sur les narcotiques; le mercure a été prescrit à l'intérieur et à l'extérieur; on a essayé la vératrine : tout a échoué; bien plus, la ressource d'une incision a été tentée; elle n'a pas été faite à une assez grande profondeur, et n'a donné que du sang au lieu de pus; alors je me suis trouvé placé entre le doute sur la réalité de la terminaison par suppuration, et la crainte d'aggraver le mal en portant le bistouri assez loin pour pénétrer dans une articulation.

L'autopsie nous révèle des désordres qui ne nous permettent pas de rallier le cas à un rhumatisme articulaire, même terminé par suppuration. Les articulations sont libres, intactes; c'est dans leur atmosphère extérieure que réside exclusivement la lésion; autour d'elles, tous les caractères, tous les ravages d'une inflammation phlegmoneuse; à leur intérieur, rien; le pus fuse dans les gaînes inter-musculaires; le périoste est rongé, les os dénudés, sans signe appréciable dans leur texture; effets qui m'ont paru conséquens au contact du pus, plutôt qu'antérieurs à sa formation; mais les synoviales opposent une barrière infranchissable à ce pus, et comme elles, les surfaces ostéo-cartilagineuses conservent toute leur intégrité. La membrane interne des veines, observée avec soin, n'a présenté aucune trace de phlébite; on n'a trouvé aucun dépôt purulent dans les organes internes; le sang des veines ne paraissait point contenir de pus ; mais le sang n'a été examiné qu'à l'œil nu ; il n'a été soumis ni à l'analyse chimique, ni à l'examen microscopique; les recherches n'ont donc pas été poussées assez loin à cet égard, pour établir s'il y a eu, oui ou non, résorption purulente.

Ces deux cas, à mon avis, n'appartiennent point à l'histoire du rhumatisme articulaire. Si, dans leur symptomatologie, ils offrent avec lui quelques points de ressemblance, ils s'en séparent aussi sous beaucoup de rapports que j'ai fait ressortir. Dans le premier cas, du pus a été trouvé dans une articulation qui, pendant la vie, avait présenté, sinon la réalité, au moins l'apparence d'une fluxion rhumatismale; mais ni les cartilages, ni les extrémités osseuses, ni la synoviale, ne présentaient d'altérations; et il est très rationnel d'en conclure, surtout après l'examen attentif des lésions pathologiques consignées dans la deuxième observation, que le pus, formé primitivement à l'extérieur de l'articulation radio-carpienne, y a pénétré ultérieurement en érodant, en perforant la synoviale, comme il a érodé et détruit le périoste du radius et du péroné chez Frédéric. Mais dans le second cas, c'est bien mieux : toutes les articulations, envahies pendant la vie par le gonflement et la douleur, sont parfaitement saines; le travail inflammatoire a respecté, comme limites, les synoviales articulaires, et en dehors d'elles ce que l'on retrouve, ce sont les caractères du phlegmon diffus ou de l'arthrite externe suppurée.

Ces deux cas n'offrent point une conformité absolue avec celui signalé par M. Caron (*loc. cit.*); là on trouve du pus dans l'intérieur de plusieurs capsules synoviales qui, d'ailleurs, sont restées à l'état normal, et, dans l'une d'elles seulement, on observe de l'injection vasculaire et de la rougeur avec une lésion remarquable des cartilages; cette affection singulière laisse le diagnostic hésitant; on ne sait si l'on doit la considérer comme un rhumatisme, comme une maladie particulière des cartilages, ou comme une arthrite multiple; la nature de celle que j'ai observée se dessine davantage, et en dépit d'une opinion préconçue sur la signification des symptômes, l'anatomie pathologique conduit invinciblement à reconnaître une arthrite ou un phlegmon plutôt qu'un vrai rhumatisme.

Je trouve bien moins encore qu'il y ait identité entre ces deux faits et ceux qui, dans ces dernières années, ont été publiés par les journaux de médecine, relatifs à des rhumatismes articulaires terminés par suppuration; par exemple, dans la note lue par M. Andral, le 8 août 1850, à l'Académie de médecine, nous voyons un rhumatisme, en apparence parfaitement caractérisé étiologiquement et symptomatiquement, à la suite duquel l'autopsie ne démontre des lésions inflammatoires et du pus phlegmoneux que dans les membranes synoviales des articulations affectées (les deux scapulo-humérales), et dans les bourses synoviales communiquant avec elles; « en dehors de ces cavités, dit textuellement la note, tout était resté dans l'état normal; la fibre musculaire, les ligamens, les tendons, le tissu cellulaire, n'avaient subi aucune lésion. »

Tout récemment encore, une observation recueillie par M. Archambault dans le service de M. Blache (V. Union Médicale, 7 février 1854), hôpital des Enfans malades, mentionne une affection articulaire terminée, non seulement par suppuration, mais encore par gangrène; les synoviales sont enflammées, c'est dans leur cavité que le pus est déposé; d'un autre côté, cette affection s'était présentée avec un ensemble de symptômes qui justifiait le diagnostic qu'on en avait porté. Exempte de complications; exempte surtout de toute influence autre que celle d'un rhumatisme qui pût expliquer la formation du pus dans les synoviales, on a donc pu se croire autorisé (à un point de vue, d'ailleurs très différent du mien, comme je l'exposerai tout à l'heure) à spécifier ce fait comme un rhumatisme articulaire suppuré ; mais ceux que je rapporte se refusent à une pareille assimilation, puisque, encore une fois, la lésion et la sécrétion qui s'en est suivie étaient extérieures aux articulations.

Cependant, empressons-nons de l'avouer, raisonner ainsi, c'est peut-être trancher d'une manière trop absolue une question en litige, savoir : le siége précis du rhumatisme articulaire. Deux opinions sont professées à cet égard : la lésion réside dans les parties fibreuses, tendineuses, fibro-celluleuses, ou bien dans le tissu séreux ; M. Chomel a soutenu la première opinion, M. Bouillaud la seconde. Si l'on adopte la première, on peut certainement rattacher au rhumatisme les deux faits dont il s'agit. Mais cette distinction, en définitive, ne tend pas à autre chose qu'à fixer théoriquement un point de départ, un siége *primitif* ; car, du moment qu'une région articulaire est décidément rhumatisée, les deux élémens fibreux et séreux s'associent aux troubles fonctionnels qui caractérisent la maladie, et il est très rationnel d'en induire qu'alors tous deux sont matériellement affectés ; malheureusement il n'y a qu'induction, et la preuve anatomique a fait le plus souvent complètement défaut.

Dans les occasions si peu fréquentes où il a été possible de rechercher sur le cadavre les lésions pathologiques du rhumatisme, ou l'on n'a rien trouvé d'anormal, ou l'on a constaté seulement, soit de légères injections des tissus fibreux et séreux, soit des modifications insignifiantes dans la quantité et la qualité de la synovie. S'il m'était permis de me citer, je dirais que deux fois il m'a été donné de faire l'autopsie de sujets rhumatisans, et j'ai trouvé, dans quelques-unes des articulations affectées, non pas dans toutes, une arborisation très légère des membranes synoviales, et sur l'un des sujets, dans deux articulations seulement, une synovie épaisse, louche, assez semblable à une solution d'albumine en partie concrète.

Dans ces cas rares, dont quelques-uns ont été cités plus haut, où une maladie qui, pendant la vie, a offert tous les caractères du rhumatisme articulaire, s'est terminée par suppuration, le pus n'a été rencontré, la plupart du temps, que dans l'intérieur des capsules synoviales; et, lorsque la suppuration n'a été trouvée qu'à l'extérieur des articulations, quelque spécieux qu'aient été les symptômes antérieurs, les observateurs les plus prévenus ont hésité à y voir les suites d'une affection franchement rhumatismale. Sur le vivant il est presque toujours facile de constater la part que prennent au travail congestif de l'état rhumatique les séreuses articulaires que l'on sent dans les interstices tendineuses, tuméfiées et fluctuantes. En somme, sans nier la lésion de l'élément fibreux, quoique l'anatomie pathologique ne l'ait pas prouvé, l'élément séreux est toujours et nécessairement affecté, primitivement ou secondairement, peu importe; donc, il semble que l'on est parfaitement autorisé à dénier le caractère rhumatismal à une lésion dont les ravages n'ont eu pour théâtre que le tissu fibro-celluleux extérieur aux séreuses articulaires.

J'oserai dire plus : j'éprouve une certaine répulsion à admettre comme rhumatismes tant les faits qui ont été colligés et interprétés par M. Bouillaud, dans son *Traité clinique du rhumatisme articulaire*, que ceux qui ont été publiés ultérieurement sous le nom de rhumatismes terminés par suppuration. Ces faits sont tellement contraires à la symptomatologie, à la marche, à la terminaison, ordinairement affectées par le rhumatisme, si rebelles aux médications qui réussissent contre cette maladie, et, d'un autre côté, ils réveillent si naturellement, dans l'esprit, l'idée d'autres états morbides bien connus, qu'il serait plus philosophique de chercher à les rattacher aux lois générales de la pathologie que de les constituer à l'état d'exceptions, chose grave ; car, les exceptions, quoi qu'on en dise, infirment toujours plus ou moins les règles les mieux établies. Ainsi, des abcès articulaires se développent sous l'influence de causes spéciales, telles que l'inflammation des lymphatiques et des veines, la fièvre puerpérale, l'infection purulente ; qu'il suffise de rappeler, ici, ces effets de diathèses spécifiques qu'un bon diagnostic différentiel ne permettra jamais de confondre avec ceux du rhumatisme, et ne parlons que des abcès idiopathiques ; ceux-ci succèdent-ils aussi bien au rhumatisme qu'à l'arthrite ? Là est toute la question, et, pour être résolue, elle demande que l'on examine s'il y a communauté de nature entre ces deux maladies. Or, entre le rhumatisme articulaire et l'arthrite il y a des points de contact évidens, mais la ressemblance n'entraîne point l'identité ; ceux qui considèrent la première de ces maladies comme étant de nature inflammatoire au même chef que la seconde acceptent, comme corollaire forcé de leur opinion, l'égale possibilité, pour toutes deux, d'une terminaison par suppuration ; que si l'on distingue, au contraire, entre l'une et l'autre, on arrive à des conséquences qui n'ont pas moins d'importance au point de vue du diagnostic qu'à celui du traitement. Essayons de prouver que cette distinction n'est pas absolument impossible.

Nous ne sommes plus au temps où, pour classer comme espèce une inflammation, il suffisait de constater sur un point donné de l'organisme — douleur, rougeur, tumeur et chaleur

— cette symptomatologie sommaire dont l'idée scolastique remonte à Celse (*rubor et tumor cum calore et dolore*), phénoménise tout au plus le début, la période congestionnelle de l'inflammation. Au-delà de ces quatre faits primordiaux, qui n'ont pas même le caractère de la nécessité, puisque l'un ou plusieurs d'entr'eux peuvent manquer, surviennent comme constans et nécessaires pour justifier le diagnostic de ce que, par une métaphore conventionnelle, nous appelons *inflammation, phlogose* ou *phlegmasie*, de nouveaux phénomènes en rapport, non plus avec un simple afflux de sang, mais avec une lésion plus intime de la partie réellement enflammée ; ces phénomènes sont les stases sanguines, l'extravasation, l'épanchement de produits albumineux, fibrineux, oxy-protéiques, entraînant comme conséquence la friabilité du tissu, son induration, souvent la formation du pus, parfois l'ulcération et la gangrène. Un véritable travail plastique préside donc à l'organisation, si l'on peut ainsi dire, de toute inflammation légitime ; il procède par phases successives, et ne disparaît qu'au prix d'une certaine lenteur dans la résorption de ses produits ou dans la réparation de ses ravages. Ainsi compris, le travail inflammatoire n'est pas de ceux qui se terminent par délitescence, qui se dérobent pour surgir ailleurs comme métastase ; sans détruire précisément la trame du tissu qu'il a envahi, il l'a cependant assez profondément modifié, il a imprimé à la lésion un caractère de fixité tel, et communiqué à celle-ci de telles conditions de durée, qu'il n'est pas donné à l'absorption, quelque active qu'on la suppose, d'opérer à l'égard des produits inflammatoires cette destruction rapide, exceptionnelle, contraire à tous ses procédés connus, qu'on a nommée *délitescence*, et moins encore ce transport instantané, imprévu, mystérieux, qu'on a nommé *métastase*.

Or, dans le rhumatisme articulaire, les choses se passent d'une manière toute différente. Son symptôme le plus expressif, le plus immanquable, c'est la douleur; la plupart du temps, il n'y a point de changement dans la coloration des parties; la tuméfaction seule, et encore peut-elle manquer, signale à l'œil l'articulation affectée; un afflux de liquides, tant sanguin que séreux, s'effectue én ce point; mais au-delà d'un mouvement congestif, fluxionnaire, rien n'apparaît, rien ne s'épanche, rien ne s'organise de ce qui caractérise l'inflammation franche; aussi conçoit-on parfaitement comment, dans l'activité de l'état aigu ou sous l'impulsion d'une réaction fébrile, ce mouvement tend à se généraliser, à se mobiliser d'une articulation à l'autre. Si les articulations se dégagent avec autant de promptitude qu'elles ont été envahies, c'est qu'elles ont été le siége d'une *fluxion* et non d'une *inflammation* caractérisée. On doit cette justice à l'École de Montpellier d'avoir, dans sa doctrine des élémens morbides, différencié la fluxion de l'inflammation; et le rhumatisme articulaire est l'une des maladies que l'on peut regarder comme le type, non des maladies inflammatoires, mais de celles où domine l'élément fluxion ou congestion, comme on voudra l'appeler. Qu'entre les élémens fluxion et inflammation il y ait des analogies, des connexions, des ressemblances, c'est incontestable; mais il n'en résulte pas, en théorie comme en pratique, que l'on soit autorisé à les confondre; la fluxion précède l'inflammation, mais celle-ci n'est pas toujours la conséquence fatale de la première; et la fluxion seule, pure de toute alliance inflammatoire, peut conserver pendant toute la durée de certaines maladies, du rhumatisme par exemple, sa physionomïe élémentaire. L'hypérémie de M. Andral, et le mot, sinon l'idée qui l'avait fait créer, est resté dans le langage médical, n'exprimait rien autre chose qu'une fluxion sanguine. Parce que dans le rhumatisme aigu comme dans les phlegmasies il y a production d'excès de fibrine dans le plasma du sang, est-ce une raison si grosse que l'on doive en déduire la nature phlegmasique du rhumatisme? L'accroissement de la fibrine du sang n'est pas un attribut exclusif de l'état inflammatoire, puisqu'on le retrouve dans la chlorose et pendant la gestation; la communauté d'un caractère hématologique, qui mérite sans doute d'être pris en haute considération, n'implique donc pas une communauté de nature entre deux états diathésiques, d'ailleurs si distincts sous le rapport de l'évolution de leurs symptômes, de leurs tendances critiques, des lésions qu'ils déterminent dans les tissus et même de leurs indications thérapeutiques.

Au point de vue de l'analyse élémentaire telle que nous la mettons en pratique dans l'étude de toute maladie, le rhumatisme n'est pas une phlegmasie; c'est une maladie spéciale, dont la fluxion, avec tous ses caractères de rapide établissement, de fugacité, de mobilité, est l'un des élémens dominans. La péricardite et l'endocardite rhumatismales ont elles-mêmes un caractère plutôt fluxionnaire qu'inflammatoire. Mais, placée à la limite extrême où la phlegmasie commence, il n'est pas surprenant que la fluxion rhumatismale, dépassée dans ses proportions ordinaires, se traduise en élément décidément inflammatoire. Les preuves que ces transformations peuvent s'opérer abondent dans les cliniques; dans leur ordre de fréquence, ce sont d'abord ces lésions persistantes des séreuses du cœur, d'une nature alors évidemment phlegmasique; ce sont encore ces complications inflammatoires qui se révèlent parfois du côté de l'encéphale et des organes respiratoires; ce sont enfin les suppurations articulaires. Oui, consentons à l'admettre, puisque des faits, très peu nombreux toutefois, l'ont démontré d'une manière incontestable : du pus peut se rencontrer dans des articulations qui ont offert, pendant la vie, tous les symptômes rationnels du rhumatisme ; mais est-ce à dire que le rhumatisme peut se terminer par suppuration ? En bonne logique, non ; ce n'est pas ainsi qu'il faut exprimer le fait de la production du pus chez les sujets rhumatisans, car une congestion pure et simple, — et les autopsies nous révèlent que, dans la généralité des cas, la lésion anatomique du rhumatisme n'est pas autre chose, — ne détermine nulle part la sécrétion purulente ; la congestion sanguine, si voisine de l'inflammation, qu'elle en est la première phase, en est incapable ; à plus forte raison la fluxion rhumatismale, dont les produits ne sont pas constitués seulement par la partie cruorique du sang, premier mobile de l'organisation inflammatoire, mais plus encore peut-être par sa partie séreuse, comme le prouvent les hypercrénies synoviales, bien plus marquées que les injections vasculaires. Donc, de deux choses l'une : ou une affection rhumatismale, de lésion fluxionnaire qu'elle était de sa nature, s'est transformée en lésion inflammatoire, ou primitivement il y a eu affection inflammatoire, soit un phlegmon, soit une arthrite ; dans les deux cas l'apparition du pus n'a pas été une *terminaison*, mais une conséquence, une manifestation de l'une des tendances virtuelles de l'élément inflammation. La terminaison véritable, et ceci est plus sérieux, a été la mort des malades, arrivée dans l'immense majorité de ces observations de pseudo-rhumatismes avec production de pus.

Un insuccès aussi funeste et aussi constant dénote la triple imperfection de nos théories médicales, de notre diagnostic et de notre thérapeutique ; {que l'aveu en soit franc en présence de mécomptes aussi positifs ; mais, en revanche, tâchons d'en retirer quelques enseignemens pour l'avenir.

Le rhumatisme articulaire est une maladie essentiellement mobile, qui se porte avec la plus grande facilité d'une articulation sur une autre ; le rhumatisme mono-articulaire, le rhumatisme poly-articulaire fixe sont assurément de très rares exceptions. Par conséquent, si l'on voit un mouvement fluxionnaire se fixer sur une ou plusieurs articulations avec une certaine insistance, avec une douleur continue et pongitive ; si en même temps la peau se tend et se colore ; si des sympathies graves s'éveillent du côté de l'encéphale et des voies digestives, il est présumable que la maladie a changé de nature, et qu'un travail inflammatoire envahit les régions articulaires. Si ultérieurement la palpation reconnaît une fluctuation obscure, pâteuse, bien différente de celle causée par les épanchemens séreux ; si surtout des frissons irréguliers et des accidens typhoïdes se manifestent, alors il ne subsiste plus le moindre doute sur la formation du pus, et l'imminence de sa résorption signale un extrême danger.

C'est à peu près ainsi que les faits se sont passés dans les cas dits de rhumatismes avec production de pus ou terminaison par suppuration.

La théorie a dit à certains observateurs : c'est un rhumatisme fixe au lieu d'être mobile, voilà tout ; — le diagnostic a été fautif en méconnaissant pendant la vie l'existence du pus ; — la thérapeutique n'a pas varié les allures des médications habituelles qu'elle institue contre le rhumatisme.

Évidemment, il y a eu erreur aux trois chefs.

Ce ne sont point là des cas de rhumatismes, s'il est permis de leur appliquer l'aphorisme : *Naturam morborum curationes ostendunt.* Qu'est-ce donc ?

J'ai surabondamment montré tout ce qu'il y avait d'analogies, de ressemblances entre les deux faits que j'ai relatés et les inflammations phlegmoneuses; l'un d'eux surtout (le second) offre des points de contact saisissans avec le phlegmon diffus. Je me suis demandé un moment s'il n'y aurait pas lieu de les considérer, l'un et l'autre, comme des phlegmons diffus, d'une nature spéciale, empruntant une gravité particulière de leur localisation dans les régions articulaires; mais une telle manière de les juger équivalait à créer une nouvelle espèce morbide, idée beaucoup trop prétentieuse, et, malgré l'embarras que l'on peut éprouver à leur assigner une place dans la nosologie, il me paraît plus rationnel de les rallier à l'histoire d'une maladie décrite et connue, à l'arthrite. En effet, tous les symptômes consignés dans les observations relatives à des faits de ce genre n'ont eu, en définitive, que l'apparence de l'exception, et n'ont été méconnus dans leur signification réelle que par suite d'une préoccupation exclusivement attachée à la supposition d'un rhumatisme ordinaire. Ces symptômes se rapportent parfaitement à l'inflammation aiguë des articulations, à ce que tous les traités classiques décrivent sous le nom d'arthrite; or, l'arthrite ne se montre-elle pas unique ou multiple? n'est-elle pas tantôt interne, tantôt externe? n'est-il pas très fréquent de la voir s'aggraver par une sécrétion de pus qui s'épanche soit à l'intérieur, soit à l'extérieur des articulations? Les deux observations qui ont servi de base à ce travail portent donc sur des cas d'arthrites multiples, de poly-arthrites, et non sur de vrais rhumatismes articulaires, et je crois que le même diagnostic eût été applicable aux cas analogues cités par d'autres observateurs.

La longue discussion dans laquelle je viens d'entrer à ce sujet n'a pas seulement un intérêt théorique; car, en pré-

sence de pareils faits, si l'on établit résolûment le diagnostic d'une arthrite inflammatoire, une indication thérapeutique toute nouvelle surgira dans l'esprit du praticien. L'existence du pus étant reconnue, il n'y aurait plus qu'un parti à
prendre : évacuer ce pus. S'il n'est épanché qu'à l'extérieur
des articulations, le bistouri pourra l'atteindre sans léser des
organes importans; s'il est emprisonné dans les capsules synoviales, l'opération aura plus de gravité; mais ne vaut-il pas
mieux la tenter comme dernière ressource, que de laisser le
malade exposé à une mort certaine? Dans l'arthrite suppurée,
les chirurgiens ne se croient-ils pas souvent obligés de recou-
rir à ce moyen extrême? Il me semble qu'il y a matière à
réfléchir sérieusement sur la valeur et sur l'opportunité de
cette indication, l'intervention de la chirurgie ne pouvant, en
définitive, amener rien de pire que les mécomptes d'une thérapeutique dont j'ai été à même de constater, de déplorer l'im-
puissance, qui, en un mot, n'aboutit qu'à un nécrologe.

En résumé, je crois que le rhumatisme, maladie distincte
de l'inflammation, composée spécialement de deux élémens,
l'un névropathique, l'autre fluxionnaire, est de sa nature
incompatible avec une terminaison par suppuration, et en cela
je ne suis pas seul de mon avis (1).

Je crois, par conséquent, qu'il faut distraire de l'histoire du
rhumatisme tous les cas d'affections aiguës des articulations,
avec production de pus, qui l'ont plus ou moins simulé pendant la vie.

En éliminant les circonstances où ces collections de pus peu-

____

(1) M. Chomel, M. Gendrin, M. Grisolle ont exprimé la même opinion. — Voir
l'examen critique fait par M. Grisolle, dans son *Traité de pathologie interne*, des
cas présentés par M. Bouillaud, dans son *Traité du rhumatisme articulaire*,
comme des exemples de rhumatismes terminés par suppuration.

vent être le résultat de phlébite, de lymphite, de métro-péritonite puerpérale, d'infection purulente, maladies avec lesquelles coïncident des abcès articulaires qu'il est facile de rapporter à leur véritable cause, toutes les fois qu'une lésion idiopathique des articulations aura passé à la suppuration, il y aura de deux choses l'une : ou un rhumatisme se sera transformé en affection inflammatoire, chose possible à la rigueur, mais très discutable, ou, ce qui est le plus probable, il se sera établi d'emblée un phlegmon ou une arthrite. Alors il ne suffit plus d'agir comme si l'on n'avait affaire qu'à une simple fluxion rhumatismale, mais il faut instituer le traitement chirurgical de l'arthrite suppurée ; jusqu'à preuve du contraire, il est permis d'espérer que l'ouverture des abcès, même intra-articulaires, pratiquée avec toutes les précautions convenables, en suivant par exemple les règles de la méthode sous-cutanée, offrira la chance de sauver au moins quelques malades. C'est le moyen plausible de juger, par la médication, la nature d'une maladie qui n'a guère reçu jusqu'à présent que la vérification de l'autopsie.

FIN.

Paris. — Typographie FÉLIX MALTESTE et Cᵉ, rue des Deux-Portes-St-Sauveur, 22.

www.ingramcontent.com/pod-product-compliance
Ingram Content Group UK Ltd.
Pitfield, Milton Keynes, MK11 3LW, UK
UKHW021047120726
13693UKWH00006B/2476